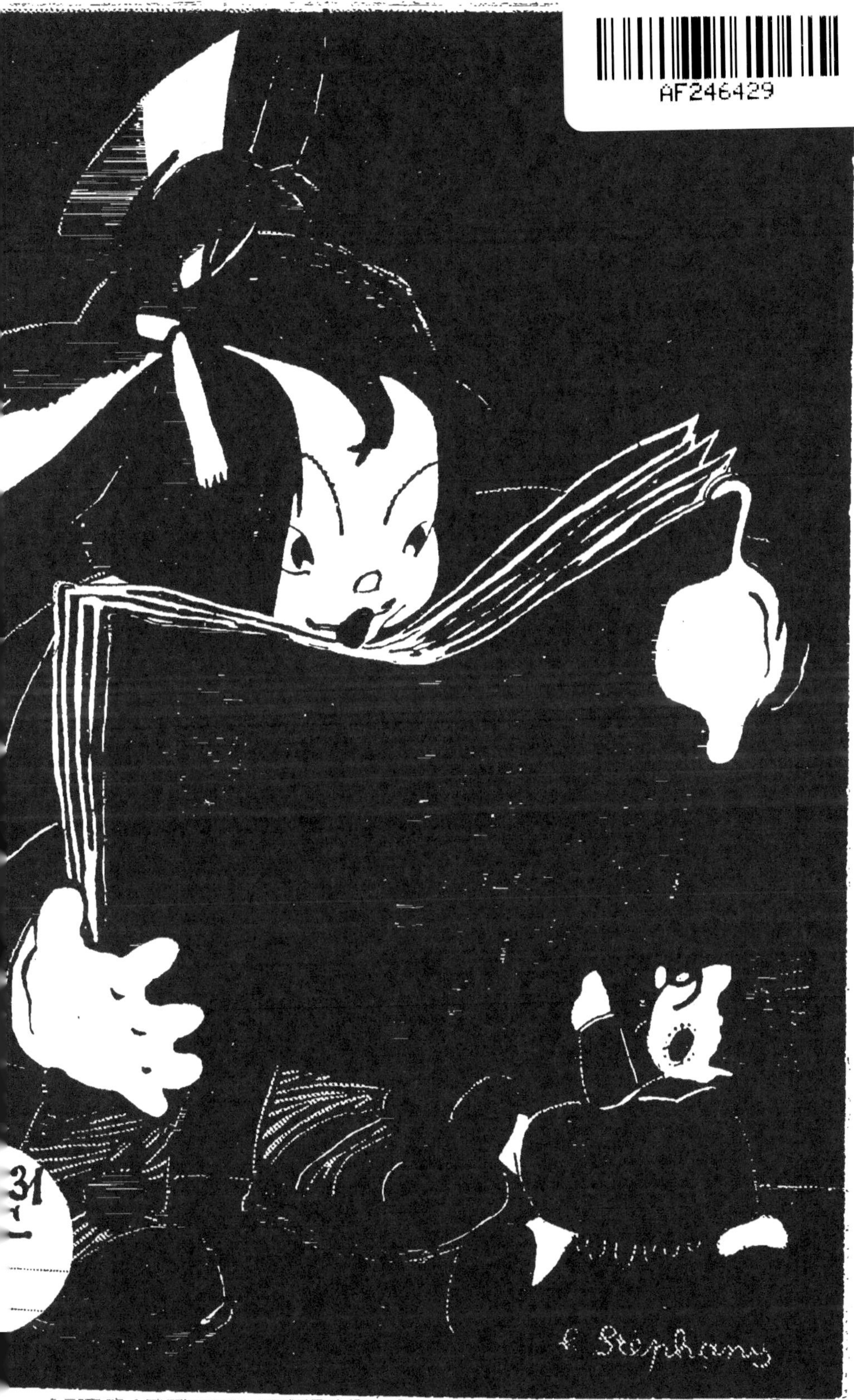

Stéphane

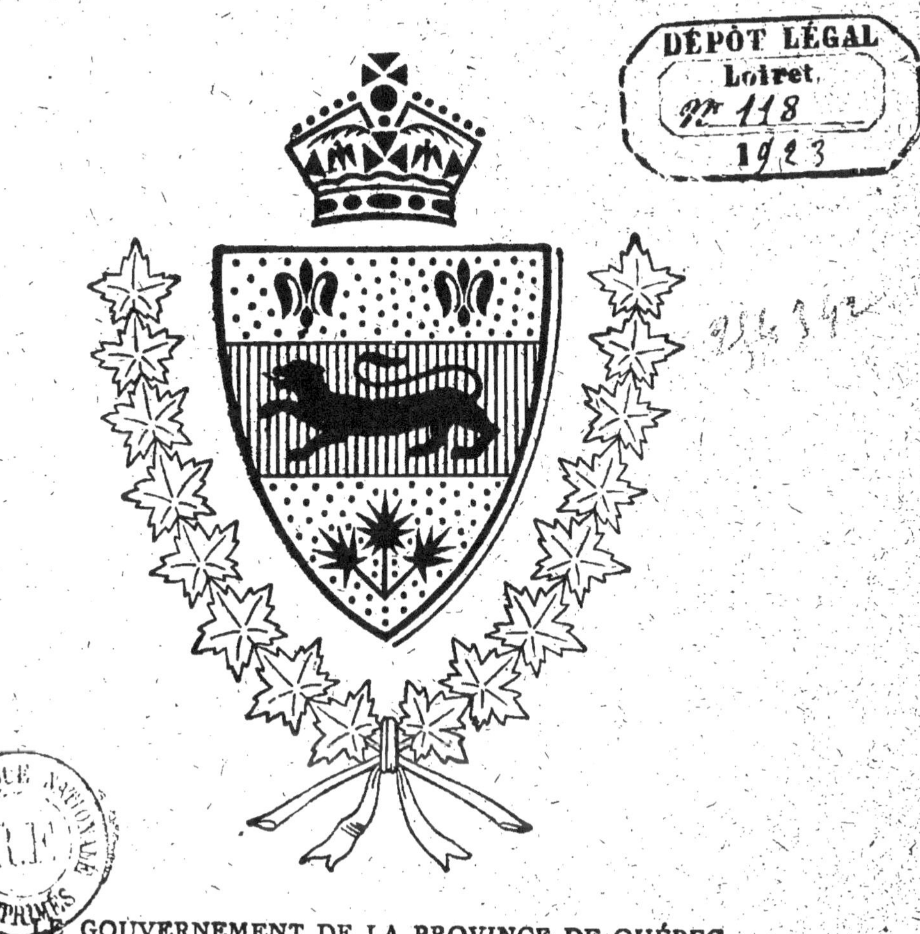

LE GOUVERNEMENT DE LA PROVINCE DE QUÉBEC

LE SERVICE PROVINCIAL D'HYGIÈNE

Reproduction autorisée par le
BUREAU INTERNATIONAL de SANTÉ de la FONDATION ROCKEFELLER
et par
le **COMITÉ NATIONAL DE DÉFENSE CONTRE LA TUBERCULOSE**

(PARIS, 66 bis, rue Notre-Dame-des-Champs)

AUX ENFANTS
DE LA PROVINCE DE QUÉBEC !

Ce petit livre a été écrit et publié exprès pour vous. Il contient des leçons que vous devez lire et bien vous rappeler.

Lisez-le donc jusqu'à ce que vous soyez sûrs de le comprendre et de le savoir par cœur.

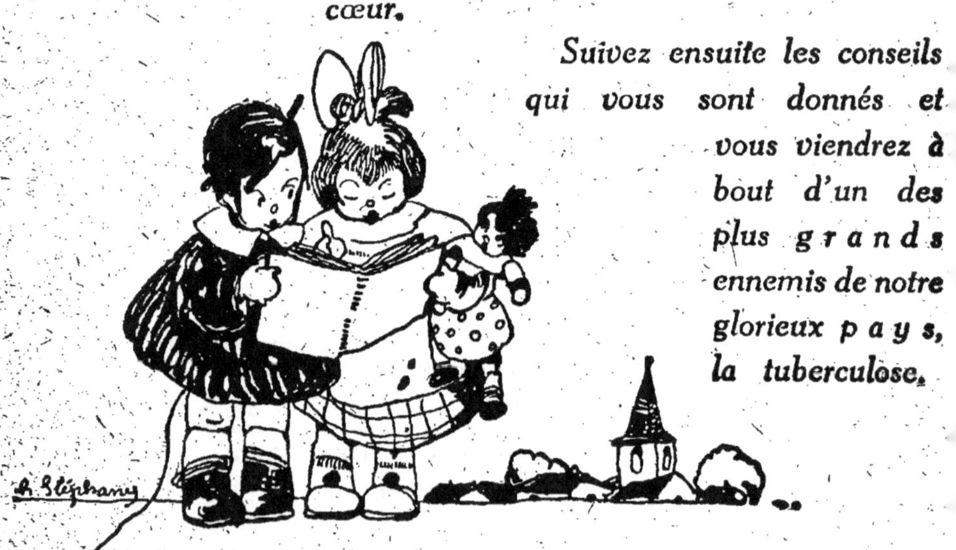

Suivez ensuite les conseils qui vous sont donnés et vous viendrez à bout d'un des plus g r a n d s ennemis de notre glorieux p a y s, la tuberculose.

Ce qu'est la Tuberculose

■ ■ ■

1° Qu'est-ce que la Tuberculose ? La tuberculose la plus commune est une maladie des poumons ; les cas sont nombreux, on en meurt souvent ; mais, soignée à temps, elle peut très bien guérir. Les malades la donnent aux personnes bien portantes.

■ ■ ■

2° Comment on s'aperçoit de la maladie ? On tousse, on a un peu de fièvre vers le soir, on n'a plus faim, on perd ses forces, on maigrit et on crache, quelquefois on crache du sang.

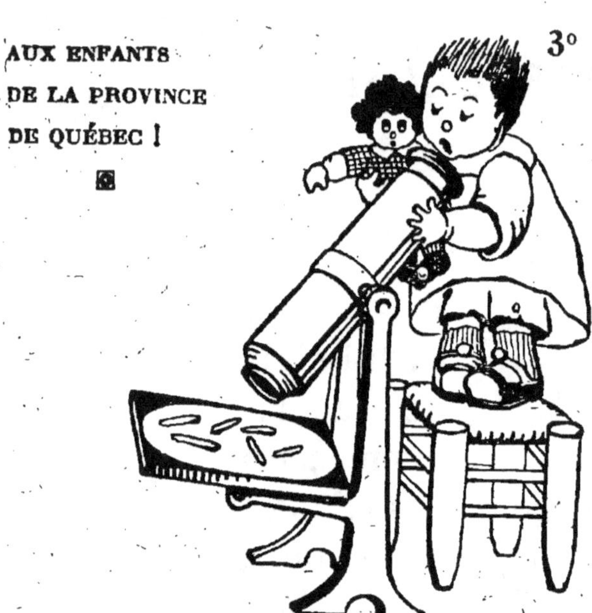

3° Qu'est-ce qui cause la Tuberculose ?

La tuberculose est causée par une petite chose vivante que les savants appellent microbe. Ce microbe est si petit, si petit, qu'il faut un instrument fait exprès, appelé microscope, pour le voir.

◼ ◼ ◼

4° Est-ce que la Tuberculose attaque d'autres parties du corps que les poumons?

Oui. Elle peut attaquer en particulier les os, les articulations, les glandes du cou, les méninges et la gorge.

COMMENT ON DEVIENT TUBERCULEUX

1° Comment devient-on Tuberculeux ?

On devient tuberculeux quand les microbes arrivent et peuvent vivre dans les poumons.

2° Le microbe peut-il exister en dehors du corps humain ?

Oui, lorsqu'un malade crache sur le parquet, sur les tapis ou sur les vêtements, lorsqu'il tousse ou éternue sans

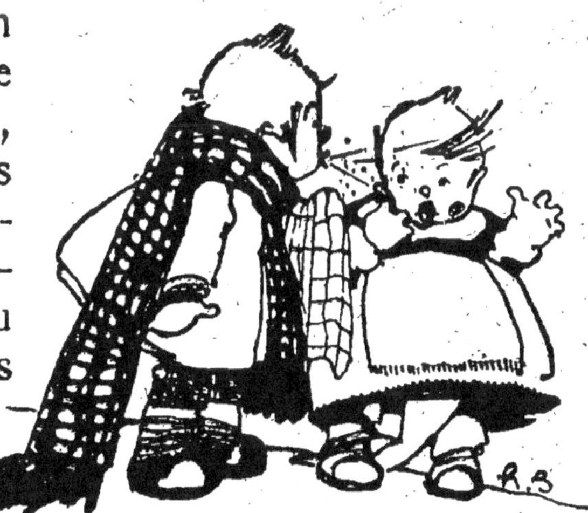

Mettez votre mouchoir devant votre bouche
lorsque vous éternnez

mettre sa main ou son mouchoir devant sa bouche, il sème alors autour de lui des millions de microbes qui peuvent vivre longtemps surtout dans les endroits humides et sans lumière, mais qui sont rapidement tués par le soleil et le grand air.

3° Comment les microbes arrivent-ils dans les poumons ?

Les microbes sont très légers, il y en a dans les poussières qui sont toujours dans l'air; les personnes tuberculeuses en envoient partout en

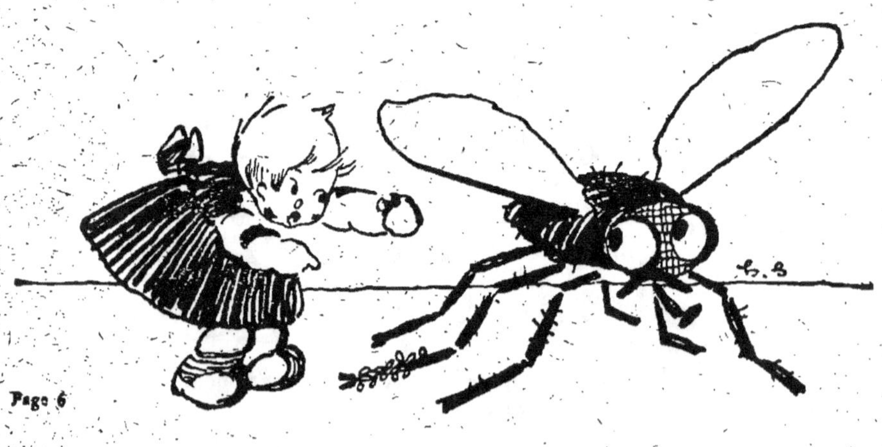

crachant et en toussant ; quand on res-
pire, on les fait entrer dans les poumons avec l'air. On les avale aussi
en buvant le lait non bouilli des vaches
et des chèvres tuberculeuses.

◙ ◙ ◙

4° Quelles sont les personnes qui sont sujettes à la maladie ?

Presque tout le monde, mais
surtout les personnes qui vivent
dans les grandes villes et celles
qui ne sont pas fortes ou qui sont
déjà affai-
blies par
d'autres ma-
ladies que la
tuberculose ;
celles qui
mènent une
vie désordon-
née, celles

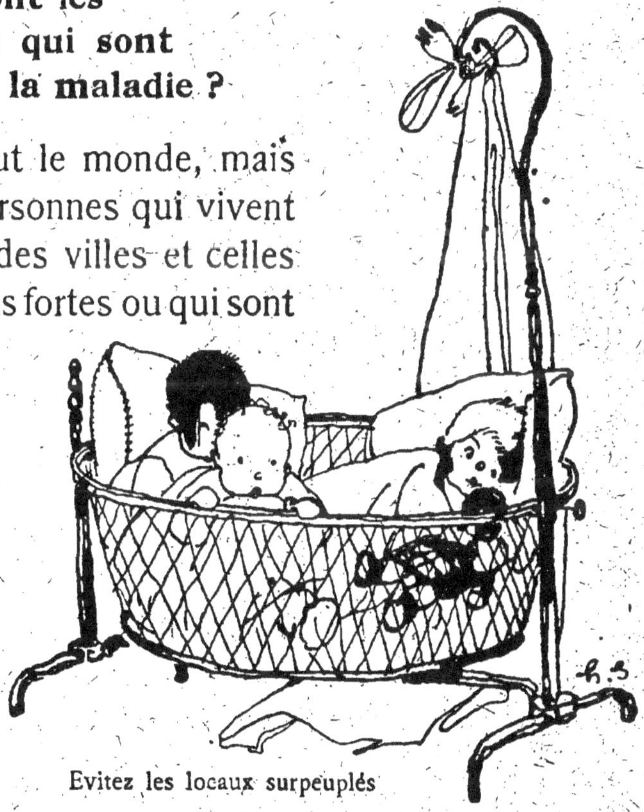

Evitez les locaux surpeuplés

qui boivent de l'alcool, celles qui ne mangent pas assez ou qui travaillent au delà de leurs forces, celles qui vivent dans des endroits privés d'air ou de lumière, ou dans des endroits où il y a trop de personnes ensemble. On perd alors ses forces et on ne peut pas se défendre contre la tuberculose.

5° Qu'est-ce qui favorise le développement de la Tuberculose ?

Ce sont les rhumes ou les simples refroidissements que l'on ne soigne pas. Ils ne sont pas la cause directe de la tuberculose, mais ils aident les microbes à se développer dans le poumon.

6° Est-il sain d'habiter un local qui a été occupé par un tuberculeux ?

Non ; c'est très dangereux jusqu'à ce que le local ait été nettoyé et désinfecté.

COMMENT ON PRÉVIENT LA TUBERCULOSE

■ ■ ■

1° Quelle est la règle fondamentale pour éviter la tuberculose ?

Il faut se conserver aussi vigoureux et aussi bien portant que possible.

■ ■ ■

2° Pourquoi ?

Quand les microbes arrivent dans les poumons d'une personne bien portante, ils n'y vivent pas longtemps, ils meurent, tandis que chez les personnes qui ne sont pas fortes ils poussent vite et donnent la tuberculose.

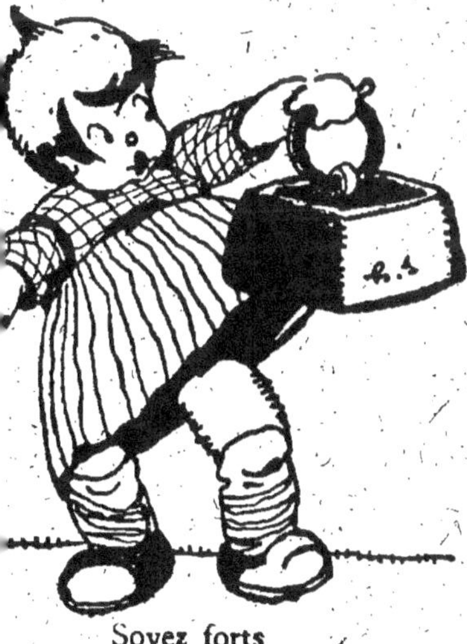

Soyez forts

3° Que faut-il faire pour avoir une bonne santé ?

Il faut donner de l'air dans les chambres, les salles d'école, les endroits où l'on travaille, il faut profiter autant que possible du grand air. Avoir une bonne nourriture, être propre, ne pas boire d'alcool, ne pas fumer, ne pas trop se fatiguer, mener une vie régulière, sont les conditions nécessaires pour bien se porter.

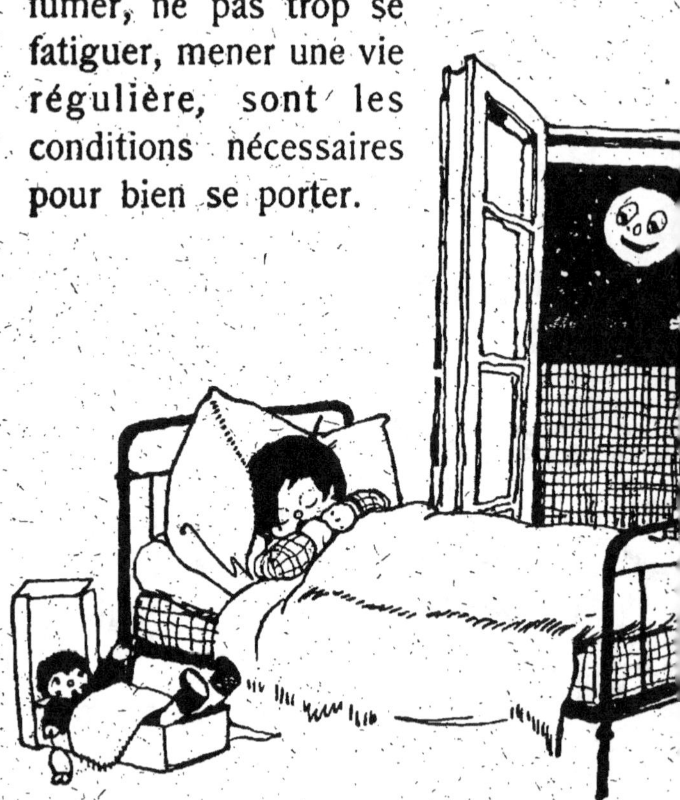

Dormez avec la fenêtre ouverte

**4 Que faut-il faire
   pour respirer autant que
   possible de l'air frais ?**

Il faut vivre le plus possible en plein air.
Il faut ouvrir plusieurs fois par jour les
fenêtres des pièces dans lesquelles on vit,
étudie ou travaille. Il faut dormir avec la
fenêtre ouverte.
Il faut éviter de
soulever la
poussière. Pour
cela, on ne doit
jamais se servir
de balais secs,
ni de plumeaux
pour faire le
ménage. Il faut
au contraire,
toutes les fois
que l'on peut,
enlever la pous-
sière avec des
linges et des
balais humides.

Ne vous servez pas de plumeaux.

5° Que doit-on faire quand un rhume dure plus de deux semaines ?

On doit aller chez le médecin se faire examiner les poumons.

6° Quelles sont les mauvaises habitudes que les enfants doivent éviter ?

Ils doivent éviter de mettre dans la bouche leurs doigts, des pièces de monnaie les crayons et les jouets. Ils ne doivent pas sucer un sucre d'orge qu'un autre a déjà mis dans sa bouche, ni se servir d'un verre où quelqu'un d'autre vient de boire.

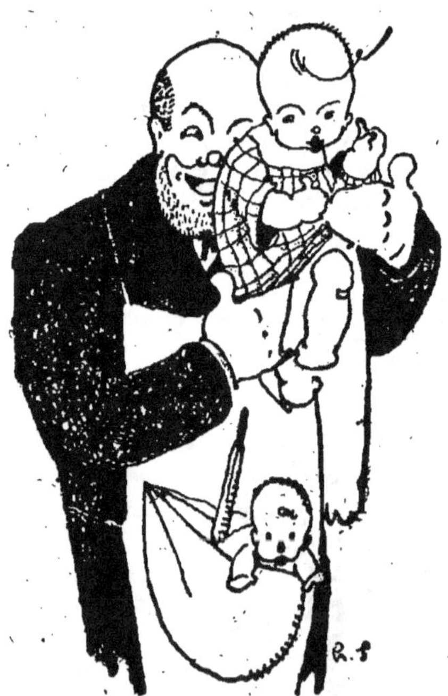

Faites-vous examiner

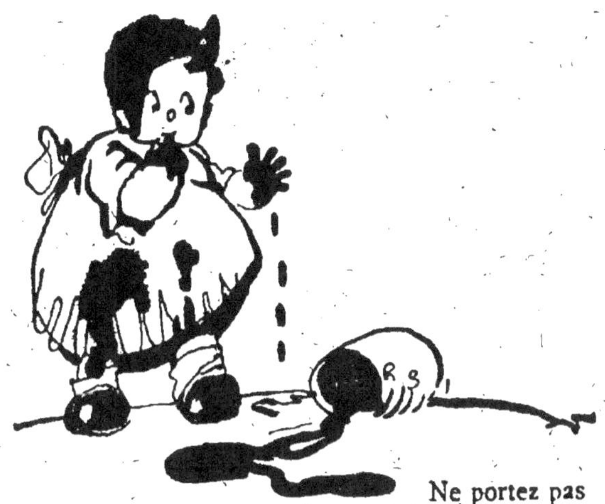

Ne portez pas
vos doigts à la bouche.

7° Est-il nécessaire de prendre des bains ?

Oui. On doit prendre des bains chauds et se laver au savon souvent.

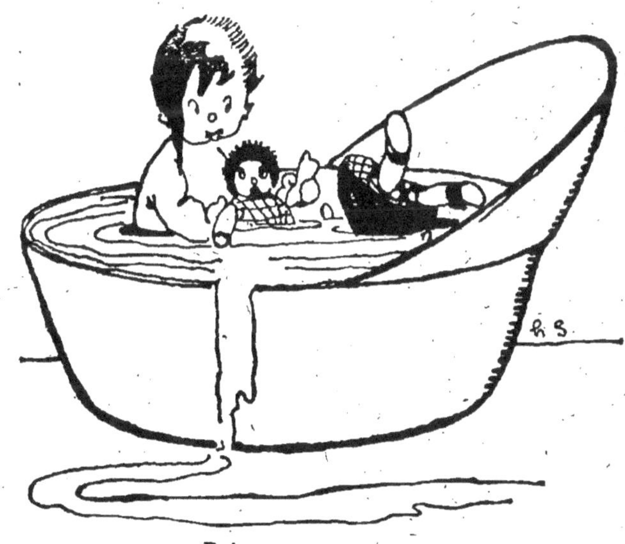

Baignez-vous souvent.

8° L'alcool est-il mauvais pour les tuberculeux ?

Oui, l'alcool est très, très mauvais pour les tuberculeux ; il leur fait perdre leurs forces et les tue ; un tuberculeux qui ne boit pas d'alcool a beaucoup plus de chances de guérir qu'un tuberculeux alcoolique qui est très souvent condamné à mourir très vite.

Supprimez l'alcool

9° Comment peut-on se protéger contre les rhumes ?

En vivant jour et nuit dans un endroit aéré, en s'éloignant des personnes enrhumées, et de celles qui crachent à terre ou sur les trottoirs ; en évitant de prendre froid après certaines maladies comme la rougeole et

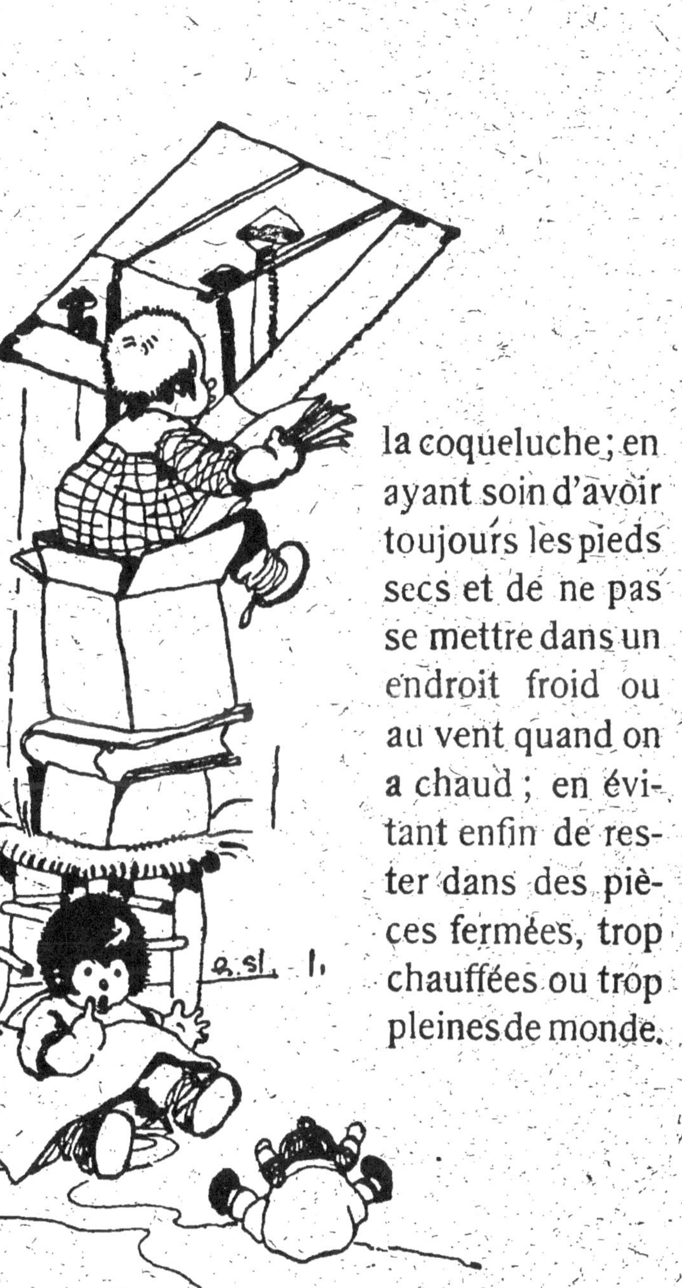

Respirez de l'air frais.

la coqueluche; en ayant soin d'avoir toujours les pieds secs et de ne pas se mettre dans un endroit froid ou au vent quand on a chaud ; en évitant enfin de rester dans des pièces fermées, trop chauffées ou trop pleines de monde.

COMMENT ON ÉVITE DE SEMER LA TUBERCULOSE

◼ ◼ ◼

1° Est-il dangereux de vivre en contact avec un tuberculeux ?

Non, si le malade est propre, soigneux et prend des précautions.

◼ ◼ ◼

2° De quoi doit-il prendre soin ?

Il doit détruire tous ses crachats ; il doit se laver les mains souvent ; il ne doit pas laisser traîner son mouchoir ; il ne doit pas embrasser les enfants.

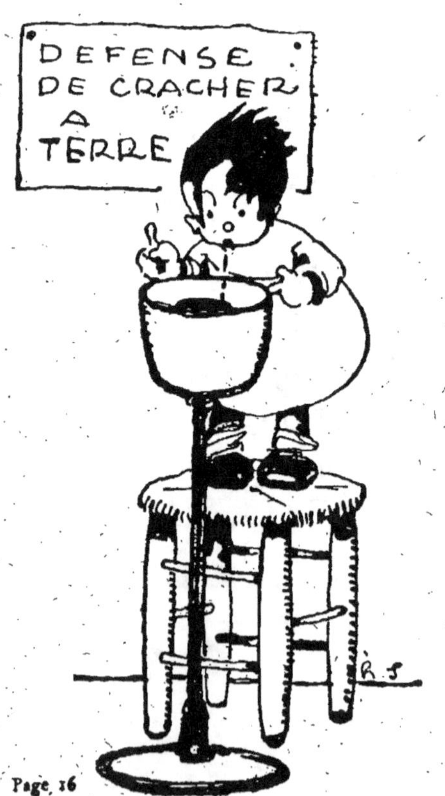

Il doit éviter de cracher à terre, sur les
trottoirs et dans les endroits publics ; il
doit toujours cracher dans des crachoirs
ou dans des petits morceaux de papier ou
d'étoffe qu'il doit toujours avoir sur lui et
qui doivent être ensuite *brûlés* et non pas
tout simplement jetés.

■ ■ ■

3° Que doit faire un tuberculeux lorsqu'il tousse ou éternue ?

Il doit mettre son mouchoir ou un
morceau d'étoffe devant sa bouche afin
de ne pas répandre son mal.

■ ■ ■

4° Un tuberculeux peut-il coucher dans le même lit qu'une autre personne ?

Non, il ne doit même pas coucher,
autant que possible, dans la même
chambre.

COMMENT ON GUÉRIT LA TUBERCULOSE

◼ ◼ ◼

1° La tuberculose se guérit-elle ?

Oui, si le traitement est commencé au début de la maladie.

◼ ◼ ◼

2° Quelles sont les conditions pour guérir ?

Il faut bien se nourrir, se reposer, profiter du bon air et ne prendre de

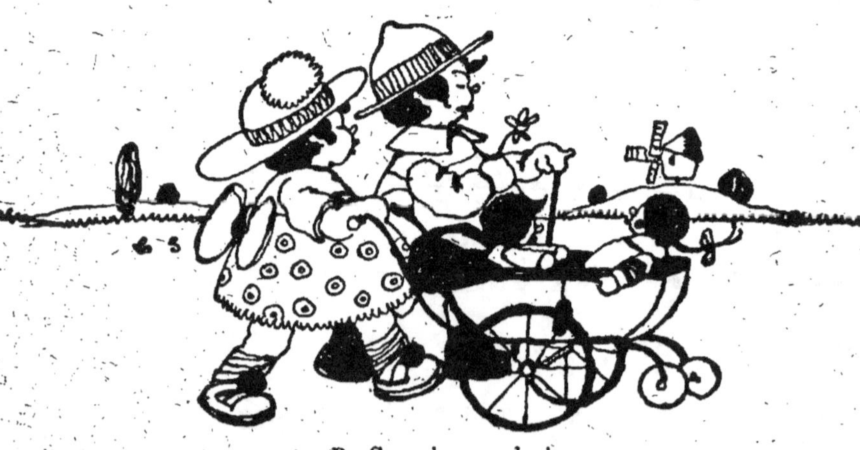

Profitez du grand air.

médicaments que lorsque le docteur le
prescrit.

**3° Où peut-on plus
facilement guérir ?** Dans des éta-
blissements
spéciaux
construits à la campagne et qu'on
appelle « Sanatoriums »

**4° Quand une personne
apprend qu'elle est
tuberculeuse, que
doit-elle faire ?**

Elle doit aller chez un docteur, dans un
dispensaire ou dans un hôpital, se faire
examiner, et suivre à la lettre ce qui lui
aura été ordonné. Il ne faut jamais perdre
ni son temps, ni son argent, en voulant
essayer des drogues qui n'ont pas été
ordonnées par le médecin.

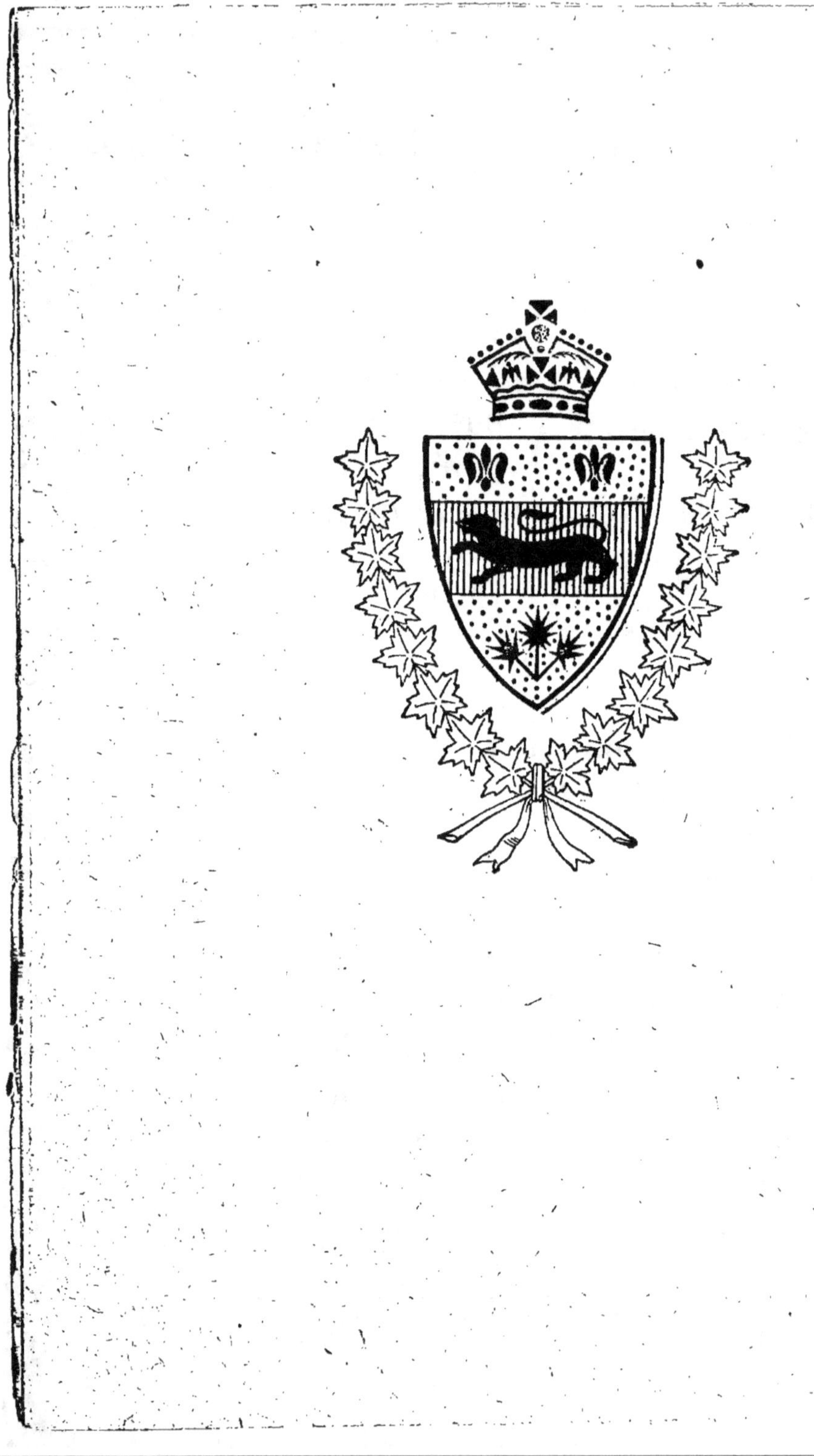

www.ingramcontent.com/pod-product-compliance
Lightning Source LLC
LaVergne TN
LVHW010135060726
842524LV00005B/1940